BEI GRIN MACHT SICH IHR
WISSEN BEZAHLT

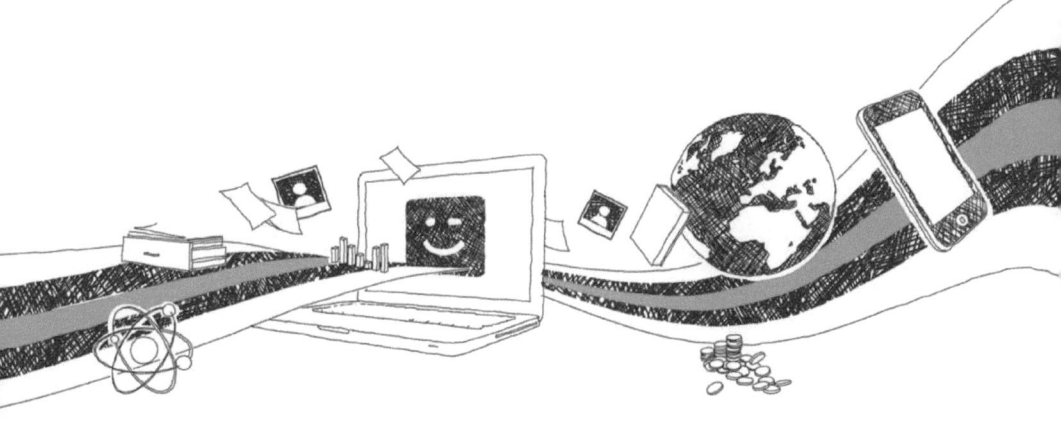

- Wir veröffentlichen Ihre Hausarbeit,
  Bachelor- und Masterarbeit

- Ihr eigenes eBook und Buch -
  weltweit in allen wichtigen Shops

- Verdienen Sie an jedem Verkauf

Jetzt bei www.GRIN.com hochladen
und kostenlos publizieren

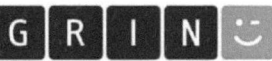

Bibliografische Information der Deutschen Nationalbibliothek:

Die Deutsche Bibliothek verzeichnet diese Publikation in der Deutschen National-bibliografie; detaillierte bibliografische Daten sind im Internet über http://dnb.d-nb.de/ abrufbar.

Impressum:

Copyright © 2017 GRIN Verlag
Druck und Bindung: Books on Demand GmbH, Norderstedt Germany
ISBN: 9783668881938

Dieses Buch bei GRIN:

https://www.grin.com/document/454501

Levon Ambarzumjan

Ambulante Intensivpflege in Deutschland. Aktuelle Praxis und zukünftige Herausforderungen

GRIN Verlag

GRIN - Your knowledge has value

Der GRIN Verlag publiziert seit 1998 wissenschaftliche Arbeiten von Studenten, Hochschullehrern und anderen Akademikern als eBook und gedrucktes Buch. Die Verlagswebsite www.grin.com ist die ideale Plattform zur Veröffentlichung von Hausarbeiten, Abschlussarbeiten, wissenschaftlichen Aufsätzen, Dissertationen und Fachbüchern.

Besuchen Sie uns im Internet:

http://www.grin.com/

http://www.facebook.com/grincom

http://www.twitter.com/grin_com

Ambulante Intensivpflege in Deutschland

Aktuelle Praxis und zukünftige Herausforderungen

Case Study
3. Semester
Gesundheitsmanagement

Eingereicht von: Ambarzumjan, Levon

Eingereicht am: 09. Oktober 2017

Inhaltsverzeichnis

Abbildungsverzeichnis

1. Einleitung

Die Relevanz des Themas ambulante Intensivpflege in Deutschland nahm in den letzten Jahren verstärkt zu. In der Pflegedienstbranche ist die ambulante Intensivpflege ein spezialisierter Zweig der häuslichen Krankenpflege. Durch den demografischen Wandel aber auch durch die Innovationen in der Medizin steigt die Anzahl häuslicher Intensivpatienten stetig an.

Folglich ist die Frage zu erörtern, wie die Ausgangslage ambulanter Intensivpflegedienste gesetzt ist und welche Rahmenbedingungen notwendig sind, um die Pflege von Intensivpatienten in häuslicher Umgebung zu verbessern.

Zu Anfang wird die Ausgangssituation im Gesundheitswesen dargelegt. Hierbei werden zunächst zentrale Begriffe wie demografischer Wandel, Pflegebedarf und Pflegebedürftigkeit sowie Intensivpflege erläutert.
Im weiteren Verlauf wird der Intensivpflegemarkt dargestellt. Hier wird zwischen stationärer und häuslicher Krankenpflege unterschieden. Im nächsten Schritt wird auf das Anforderungsprofil der Pflegedienste eingegangen. Anhand verschiedener Faktoren und Beispiele soll im Folgenden aufgezeigt werden, wie die ambulante Intensivpflege betrieben wird.
Anschließend wird auf die Rolle der gesetzlichen Krankenkassen eingegangen und Ihre Zusammenarbeit mit den ambulanten Pflegediensten verdeutlicht.
Zuletzt arbeite ich die Herausforderungen der ambulanten Intensivpflege aus und gehe dazu auf die Problemfelder Bürokratie, Fachkräftemangel und Wirtschaftlichkeit ein.
Im Fazit werden dann die Problemfaktoren erklärt und die daraus resultierenden Handlungsempfehlungen zusammengefasst.

2. Aktuelle Ausgangsituation in Deutschland

Im Folgenden werden Zustände und Entwicklungen erörtert, die auf den ganzen Pflegemarkt einwirken und das Gesundheitswesen beeinflussen.

2.1. Demographischer Wandel

Der demografische Wandel ist ein altbekanntes Thema und oft Gegenstand der politischen Debatte. Die Politik beschäftigt sich deshalb mit Lösungsansätzen, die die negativen Auswirkungen des demografischen Wandels verringern soll. Bevor ich näher auf die Auswirkungen des demografischen Wandels eingehe, definiere ich den Begriff. Mit dem Begriff demografischer Wandel wird die Veränderung der Zusammensetzung der Altersstruktur einer Gesellschaft bezeichnet[1]. Die Veränderung kann grundsätzlich positive als auch negative Folgen haben, da es entweder eine Zu- oder Abnahme der Bevölkerung beschreibt. Einfluss auf den demographischen Wandel haben die Geburtenrate (Fertilität), die durchschnittliche Lebenserwartung sowie die Zu- und Abwanderung. Diese verschiedenen Aspekte stehen stets in einer Wechselwirkung zueinander[2]. Seit 2004 schrumpft die Bevölkerungsgröße in Deutschland, was nicht zuletzt auf das jahrzehntelange geringe Niveau der Fertilität[3] zurückzuführen ist. Die Fertilität beschäftigt sich mit der Frage, „inwieweit sich [...] Frauengenerationen durch die Geburt von Kindern und unter Berücksichtigung des Sterberisikos in der von ihnen durchlebten Zeit reproduziert haben"[4]. Laut dem Bundesinstitut für Bevölkerungsforschung sei die heutige Kinderlosigkeit eine überwiegend freiwillige und individuelle Entscheidung, die allerdings durch soziale Umstände beeinflusst worden ist[5]. Außerdem ist zu berücksichtigen, dass das Alter der Mütter bei der Geburt des ersten Kindes angestiegen ist und sich Paare mit fortschreitendem Alter immer seltener für ein Kind entscheiden. Es lässt sich also feststellen, dass „einem wachsenden Anteil Älterer [...] ein schrumpfender Anteil Jüngerer gegenüber steht" und dies habe „Einfluss auf weite Teile der Gesellschaft, auf die Wirtschaft und auf die sozialen

---

[1] Vgl. Kuzler, G. (2014): Bibliothek der dritten Lebensphasen, 1. Auflage, Berlin/Boston 2014, S. 2
[2] Vgl. Kuzler, G. (2014): Bibliothek der dritten Lebensphasen, 1. Auflage, Berlin/Boston 2014, S. 2
[3] Bundesinstitut für Bau-, Stadt- und Raumforschung, Bildung, Gesundheit, Pflege - Auswirkungen des demographischen Wandelsauf die soziale Infrastruktur – Bonn 2011, S. 3 unter: http://www.bbsr.bund.de/BBSR/DE/Veroeffentlichungen/BerichteKompakt/2011/DL_11_2011.p%20 df?__blob=publicationFile&v=2%20 vom 15.09.2017
[4] Schwarz, K.: Kinderzahl der Frauen der Geburtsjahrgänge 1865-1955. In: Zeitschrift für Bevölkerungswissenschaft, 17. Jahrgang, Heft 1-2/1991, S. 149-157, hier: S. 149
[5] Bundesinstitut für Bevölkerungsforschung. Fakten- Trends- Ursachen- Erwartungen – Wiesbaden 2004, S. 14

Sicherungssysteme"[6].

Die durchschnittliche Lebenserwartung spielt eine wichtige Rolle und hilft den demografischen Wandel in seiner Gesamtheit besser zu verstehen. 1900 betrug die mittlere globale Lebenserwartung 30 Jahre, 2000 lag sie bereits bei 65 Jahren[7]. Der Wirtschaftswissenschaftler Eckart Bomsdorf errechnete, dass jedes vierte Mädchen, welches im Jahr 2016 geboren wurde, 100 Jahre alt werden wird, ebenso wie jeder sechste Junge gleichen Jahrgangs[8].

Diese Abbildung zeigt den aktuellen Altersaufbau in Deutschland auf[9].

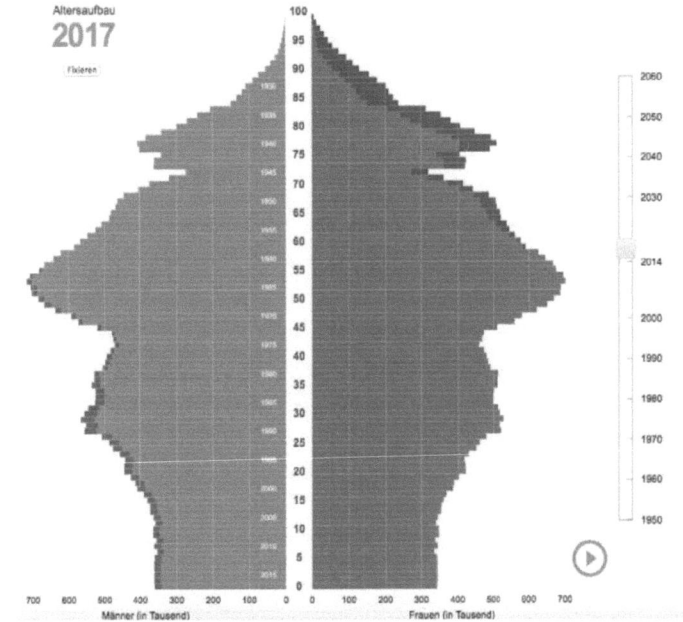

Abbildung 1: Bevölkerung in Deutschland

---

[6] vgl. Fasshauer, S. (2005): Die Folgen des demographischen Wandels für die gesetzliche Rentenversicherung, In: Kerschbaumer, Judith/ Schroeder, Wolfgang (Hrsg.): Sozialstaat und demografischer Wandel. Herausforderungen für Arbeitsmarkt und Sozialversicherung, 1. Auflage, Wiesbaden, S. 69
[7] vgl. Watson, R. (2014), 50 Schlüsselideen der Zukunft. Demographischer Wandel, 1. Auflage, Berlin/Heidelberg, S. 36
[8] Hamburger Abendblatt (02/2017): Wissen, Nr. 45, S. 20
[9] Destatis - Statistisches Bundesamt: Altersaufbau Deutschland 2017, unter: https://service.destatis.de/bevoelkerungspyramide/#!y=2012&v=2 vom 25.10.2017

Für das Jahr 2017 ist unter Berücksichtigung der Zuwanderung, sowie der Annahme der Geburtenhäufigkeit von 1,5 Kindern je Frau[10] und der erhöhten Lebenswanderung folgende Bevölkerungsanzahl für das Jahr 2017 prognostiziert[11]:

Alter	Millionen	
65+	17,7	22 %
20-64	49,3	60 %
<20	14,5	18 %
Insgesamt	81,6	100 %

Abbildung 2: Bevölkerung in Deutschland 2017

Für das Jahr 2060 gilt folgende Prognose[12]:

65+	22,3	33 %
20-64	34,4	51 %
<20	10,9	16 %
Insgesamt	67,9	100 %

Abbildung 3: Bevölkerung in Deutschland 2060

Es lässt sich also feststellen, dass die Relation der Altersgruppen zueinander in Ungleichgewicht steht. Dabei sinkt der Anteil der jüngeren Altersgruppen, während der Anteil der älteren Menschen steigt. Das Durchschnittsalter der Gesellschaft steigt somit an. Nicht nur aufgrund der schwachen Geburtenrate, sondern auch durch die höhere Lebenserwartung der Bevölkerung, die vor allem durch den medizinischen und technischen Fortschritt erreicht werden konnte.

---

[10] Destatis - Statistisches Bundesamt: Zusammengefasste Geburtenziffern 2017, unter: https://www.destatis.de/DE/ZahlenFakten/GesellschaftStaat/Bevoelkerung/Geburten/Geburten.html vom 24.10.2017
[11] [12] Destatis – Statistisches Bundesamt: Bevölkerung Deutschlands bis 2060 - 13. koordinierte Bevölkerungsvorausberechnung – 2015, unter: https://www.destatis.de/DE/Publikationen/Thematisch/Bevoelkerung/VorausberechnungBevoelkeru ng/BevoelkerungDeutschland2060Presse5124204159004.pdf?__blob=publicationFile, vom 25.10.2017

2.2. Pflegebedarf und Pflegebedürftigkeit

Wie im oberen Kapitel schon erläutert, steigt der prozentuale Anteil der älteren Menschen in Deutschland stetig an. Der Anteil von pflegebedürftigen Menschen wird also in den darauffolgenden Jahren immer weiter zunehmen. Auch verändern sich die Haushaltstrukturen bedingt durch die Entwicklung in Richtung Kleinfamilien und Single-Haushalten. In Verbindung mit der schwachen Fertilität führt es dazu, dass in Zukunft immer mehr professionelle Pflegeangebote in Anspruch genommen werden müssen, denn es fehlen grundsätzlich Familienangehörige, die die Aufgabe der Pflege übernehmen könnten.

Die Pflegebedürftigkeit ist im SGB XI § 14 verankert und wie folgt definiert: „Es muss sich um Personen handeln, die körperliche, kognitive oder psychische Beeinträchtigungen oder gesundheitlich bedingte Belastungen oder Anforderungen nicht selbständig kompensieren oder bewältigen können"[13]. Eine Person gilt demzufolge als pflegebedürftig, wenn auf Grund einer Krankheit oder Behinderung für die gewöhnlichen und alltäglichen Betätigungen Hilfe benötigt wird. Die Pflegebedürftigkeit sollte voraussichtlich für mindestens sechs Monate bestehen.

Laut dem Statistischem Bundesamt wurden im Jahr 1999 2,02 Millionen Menschen im Sinne der Pflegeversicherung als pflegebedürftig eingeschätzt[14]. Im Jahr 2015 stieg die Anzahl auf 2,86 Millionen Pflegebedürftige[15]. Folglich resultiert eine Steigerung von 840.000 pflegebedürftigen Menschen innerhalb von nur 16 Jahren. 1999 betrug der Anteil von Pflegebedürftigen zwischen 85 bis 90 Jahren insgesamt 436.921, diese Gruppe macht grundsätzlich immer den größten Anteil der pflegebedürftigen Menschen aus[16]. Im Jahr 2015 stieg die Anzahl auf 589.665 Personen[17]. Es findet also eine Steigerung innerhalb dieser Altersklasse von über fast 35 Prozent innerhalb von 16 Jahren statt. Selbstverständlich nimmt die

---

[13] vgl. SGB XI, § 14, Absatz 1
[14] [11][12][13] Statistisches Bundesamt 2017 – Pflege im Rahmen der Pflegeversicherung, Pflegestatistik Deutschlandergebnisse – Wiesbaden 2017 unter:
https://www.destatis.de/DE/Publikationen/Thematisch/Gesundheit/Pflege/PflegeDeutschlandergebnisse5224001139004.pdf?__blob=publicationFile, vom 28.09.2017

Pflegebedürftigkeit mit dem Alter zu, denn alltägliche Dinge können nicht mehr selbstständig ausgeübt werden. Zudem kommt aber hinzu, dass ältere Menschen an vielen Krankheiten gleichzeitig (Multimorbidität) leiden. Beispielsweise leidet ein Patient an Bluthochdruck oder Diabetes. Mit zunehmendem Alter werden zusätzlich noch Hör- und Sehstörungen diagnostiziert.

Die meisten pflegebedürftigen Menschen werden zu Hause betreut[18]. Im Jahr 2015 wurden von den 589.665 Pflegebedürftigen der Altersgruppe 85 bis 90 Jahren 395.202 Menschen zu Hause betreut, 194.463 Patienten werden vollstationär und 17.443 teilstationär versorgt[19].

Für die Pflege zu Hause spielen die Angehörigen eine bedeutende Rolle. Neben der Unterstützung der Hilfsbedürftigen mindern Sie auch Kosten für ambulante und stationäre Pflegeeinrichtungen. Die Politik fördert immer mehr den Einsatz zur Unterstützung der häuslichen Pflege. Dennoch stellt sich die Frage, ob das familiäre Pflegepotential künftig so intensiv genutzt werden kann[20]. Außerdem bestünde bei Pflegebedürftigen eine Abneigung gegenüber Heimen[21]. Auf der anderen Seite wollen aber viele Patienten den Angehörigen nicht zur Last fallen. Ausgehend von dieser Situation haben sich neue attraktive Wohnformen entwickelt, die durch professionelle Pflege einen Beitrag zur Entlastung der hohen Anforderungen an die Angehörigen leisten soll[22].

Laut der Prognose des Statistischen Bundesamtes wird im Jahre 2030 aus meinen bereits erörterten Gründen die Anzahl von pflegebedürftigen Menschen stetig steigen. "Galten im Jahr 2013 noch rund 2,6 Mio. Personen als pflegebedürftig, so werden es im Jahr 2030 voraussichtlich 3,5 Mio. sein"[23].

---

[18] [19] Statistisches Bundesamt 2017 – Pflege im Rahmen der Pflegeversicherung, Pflegestatistik Deutschlandergebnisse – Wiesbaden 2017 unter:
https://www.destatis.de/DE/Publikationen/Thematisch/Gesundheit/Pflege/PflegeDeutschla ndergebnisse5224001139004.pdf?__blob=publicationFile, vom 28.09.2017

[20] BARMER GEK Pflegereport 2011 Rothgang, H./ Iwansky, S./Müller, R. /Sauer, S./ Unger, R., unter:
https://www.barmer.de/blob/36478/8f99f0162bf71f2da6f7c58652 7e61f/data/pdf-pflegereport-2011.pdf, vom 28.09.2017, S.18
[21] [17] vgl. Karotsch D.: JETZT REDEN WIR! Senioren verlangen: Lebensqualität vor Pflegequalität im Heim., unter:
http://www.altenpflege- online.net/content/download/146814/2923158/file/jetzt-reden-wir-.pdf, vom 28.08.2017, S. 6 ff.

[23] Bundesinstitut für Bevölkerungsforschung beim Statistischen Bundesamt: Bevölkerung. Fakten-Trends- Ursachen- Erwartungen, Wiesbaden 2000, S.76 unter:
http://www.bib-demografie.de/SharedDocs/Publikationen/DE/Broschueren/bevoelkerung_2004.pdf?__blob=public ationFile&v=6, vom 28.09.2017

6

3. Intensivpflege

Die Intensivpflege ist ein spezialisierter Teilbereich der Krankenpflege. Die dazugehörige Intensivmedizin kommt in der Regel auf Intensivstationen zum Einsatz aber wird mittlerweile in den letzten Jahren verstärkt auch in ambulanter Form geleistet. Nun werde ich zwischen stationärer und ambulanter Intensivpflege unterscheiden und dabei die jeweiligen Besonderheiten erörtern.

3.1. Stationäre Intensivpflege

Jedes Krankenhaus in Deutschland mit mindestens einer Regelversorgung verfügt über eine Intensivstation[24], auf der Patienten mit schweren bis lebensbedrohlichen Krankheiten oder Verletzungen behandelt werden. In der Fachsprache werden die Intensivstationen IMC oder IC genannt, das sich aus dem Englischen Wort Intermedia Care ableitet[25].

Durch die Verwendung vielfältiger technischer Apparate und durch den Einsatz von mehr Pflegefachkräften unterscheidet sich die Intensivabteilung grundsätzlich von anderen Abteilungen im Krankenhaus. Zudem stehen mehr Ärzte zur Verfügung, um in kürzester Zeit (Notfälle) eingesetzt werden zu können.

Hinsichtlich der pflegerischen Tätigkeit müssen besondere Kenntnisse bei Bedienung und Funktion von Geräten geschult werden. Zusätzlich muss neues Fachwissen zur Assistenz ärztlicher Tätigkeiten und über spezielle Krankheitsbilder erlernt werden. Zusatzqualifikationen, wie beispielsweise für die Anästhesie sind zwingend und können durch interne aber auch externe Schulungen vermittelt werden[26].

Intensivpatienten beschreiben keineswegs nur ältere Menschen, sondern grundsätzlich Erkrankungen oder Zustände die besonders intensiv überwacht beziehungsweise behandelt werden müssen. Mit der ständigen Kontrolle von Vitalparametern, Maßzahlen der Grundfunktionen des menschlichen Körpers,

---

[24] vgl. Schultz-Zehden, B.: Vorlesung 5 – Kuration+Rehabilitation, Folie 29, vom 29.09.2017
[25] vgl. Intermedia Care: Entwicklung, Definition, Ausstattung, Organisation und mögliche Lösungen, 5. Auflage, 2011, S. 339
[26] SGB V, § 39, Abs. 1a f.

können Gesundheitszustände so besser analysiert und anschließend behandelt werden.

Ein besonderes Beispiel der Intensivpflege ist das Krankheitszeichen einer künstlichen Beatmung. Alle Patienten mit einer künstlichen Beatmung, wie beispielsweise Menschen nach Herz-Lungen-Wiederbelebung, werden auf einer Intensivstation betreut, da nur hier die Maßnahme Beatmung durchgeführt werden kann. Als Grundlage meiner Arbeit berücksichtige im Folgenden ausschließlich nur die außerklinische Beatmungspflege.

3.2. Ambulante Intensivpflege

Ausgehend von der Intensivstation eines Krankenhauses, muss die ambulante Intensivpflege eines Patienten grundsätzlich alle personellen und technischen Anforderungen einer Intensivstation erfüllen. Die ambulante Intensivpflege beschreibt also die Leistung qualifizierter Pflegefachkräfte einer 1:1 Versorgung bis zu 24 Stunden täglich zu Hause[27]. Die geforderte hohe Qualität wird gewährleistet durch Pflegevisiten, CIRS (Critical Incident Reporting System), Teambesprechungen, einem Hygienebeauftragtem und regelmäßigen Kongressbesuchen und Fortbildungen durch das Pflegefachpersonal.

Intensivpatienten werden in der Regel aus Intensivstationen eines Krankenhauses oder aus Rehabilitationszentren an ambulante Intensivpflegedienste übergeben. Vor Beginn der Aufnahme eines Intensivpatienten müssen geeignete Häuslichkeiten für den Patienten zur Verfügung stehen. Die Kontaktaufnahme mit den Angehörigen und ein umfassender Informationsaustausch ist dabei unerlässlich.

Es wird bei der häuslichen Krankenpflege zwischen Grundpflege nach SGB XI und Behandlungspflege nach SGB V unterschieden. Ersteres beschreibt die pflegerische Versorgung bei alltäglichen Grundverrichtungen[28], Letzteres umfasst ausschließlich medizinische Leistungen von examiniertem Pflegefachpersonal, die durch ärztliches Verordnung ausgeschrieben werden[29].

---

[27] SGB V, § 37 ff.
[28] Grundpflege: Definition und Leistungen im Überblick, unter:
https://www.pflege.de/altenpflege/grundpflege/, vom 03.10.2017
[29] Behandlungspflege: Definition und Leistungen im Überblick, unter:
https://www.pflege.de/altenpflege/behandlungspflege/ vom 03.10.2017

Neben der 1:1 Versorgung sind weitere Möglichkeiten ambulanter Intensivpflege gegeben, beispielsweise durch Wohngemeinschaften für Intensivpatienten. Hier werden Intensivpatienten in eine häusliche Umgebung mit anderen Intensivpatienten integriert. Jeder Patient verfügt in der Regel über eine Einzimmerwohnung. Nach Absprache und Vereinbarung mit den Kostenträgern, in der Regel gesetzlichen Krankenkassen, können an dieser Stelle Personalschlüssel variieren. Für ambulante Intensivpflegedienste eine günstige Alternative mehr Patienten gleichzeitig an einem Ort zu pflegen. Hier sind geringere Vergütungen seitens der Kostenträger zu erwarten, doch hinsichtlich der Organisation und Selbstkosten ist eine Wohngemeinschaft eine attraktive Alternative.

4. Qualifikation der ambulanten Intensivpflegedienste

An dieser Stelle beschreibe ich das Anforderungsprofil eines ambulanten Intensivpflegedienstes. Es erfordert höchste Ansprüche an die fachliche Qualität der pflegerischen Leistungserbringung. Außerdem werden kontinuierliche Fortbildungen intensivmedizinischer Behandlungspflege erwartet sowie eine spezifische Aufbau – und Ablauforganisation, spezielle Personalgewinnung und ein besonderes Qualitätsmanagement verlangt[30].

4.1. Personelle Voraussetzungen

Ein ambulanter Intensivpflegedienst muss über eine qualifikationsbezogene Leitungsstruktur, welche auf die Intensivpflege orientiert ist, verfügen. Die Pflegedienstleitung (PDL) einer außerklinischen Intensivpflege darf nach Anforderungen der gesetzlichen Krankenkassen, nur eine 3-jährig examinierte Pflegefachkraft mit der Zusatzqualifikation PDL sein. Ein abgeschlossenes Studium der Pflege erfüllt mittlerweile auch die Ansprüche einer PDL-Fortbildung. Zusätzlich sind mindestens weitere acht Pflegefachkräfte erforderlich, die 3-jährig examiniert sein müssen und Fortbildungen im Bereich der Heimbeatmung oder der außerklinische Intensivpflege vorweisen können.

---

[30] bpa (2009): Anforderungsprofil für die in der Intensivpflege tätigen Pflegedienste, unter: http://dg-pw.de/wp-content/uploads/Positionspapier-bpa.pdf, vom 29.09.2017

Neben den personellen Voraussetzungen sind auch Strukturkonzepte erforderlich, die Im Folgepunkt Organisationsstruktur ausführlich erklärt werden.

4.2. Organisatorische Struktur

Das Qualitätsmanagement ist für die organisatorischen Strukturen eines ambulanten Intensivpflegedienstes zuständig. Im Weiteren werden die wichtigsten Anhaltspunkte dazu erklärt.

Ein *Einarbeitungskonzept* für den Bereich der Intensiv- und Beatmungspflege muss zu Beginn vorhanden sein. Die Art und der Umfang der Einarbeitung hängt von der Einzelversorgung oder von alternativen Wohnformen ab. Folgende Inhalte der Einarbeitung müssen dazu in einem *Qualitätshandbuch* festgehalten werden:

• Patientenbezogene Informationen
• Dokumentation
• Notfallmanagement
• Gerätehandhabung
• Spezielle Intensivpflege und Maßnahmen
• Beatmung
• Hygienevorschriften
• Vitalparameter

Eine weitere Grundlage der Organisationsstruktur ist das *Überleitungskonzept* beziehungsweise das *Entlassungsmanagement*. Die Überleitung eines Patienten aus der stationären Versorgung in die ambulante Versorgung stellt eine empfindliche Schnittstelle im Versorgungspfad des Patienten dar. Das Überleitungskonzept sollte sich daher an den Empfehlungen des nationalen Expertenstandards zur Überleitung der DNQP1[31] und des MDK2[32] orientieren und auf die besonderen Erfordernisse des Intensivpatienten angepasst sein.

---

[31] Neuer DNQP – Expertenstandard Entlassungsmanagement in der Pflege, Osnabrück 2009, S. 61 ff, unter:
https://www.dnqp.de/fileadmin/HSOS/Homepages/DNQP/Dateien/Expertenstandards/Entlassungs management_in_der_Pflege/Entlassung_Akt_Auszug.pdf, vom 02.10.2017,
[32] MDS (2016) - Konzept zur Qualitätssicherungder Qualitätsprüfung 2016, unter: https://www.mds-ev.de/fileadmin/dokumente/Publikationen/SPV/PV_Qualitaetspruefung/170731_Verfahrensanweisu ng_QSQP_2016.pdf, vom 03.10.2017

Zuletzt möchte ich auf das *Dokumentationssystem* innerhalb der Organisatorischen Struktur eines ambulanten Intensivpflegedienstes eingehen. Eine Dokumentation, in Papierform oder elektronisch, ist verpflichtet ein schlüssiges und aussagefähiges Bild über den Gesundheitszustand eines Patienten aufzuzeigen. Das Dokumentationssystem umfasst alle verwendeten Bestandteile einer Dokumentation. Nach diesem System gelingt es dem Pflegefachpersonal zeitnahe, vollständige und nachvollziehbare Daten der speziellen Krankenbeobachtung zu dokumentieren[33]. Folgende Schwerpunkte in der Dokumentation sind zu beachten:

- Krankenbeobachtung / Veränderungen
- Verlauf der Vitalparameter
- Spezifische Parameter der Beatmung
- Leistungserbringung zur Grundpflege
- Leistungserbringung zur Behandlungspflege
- Ärztliche Kommunikation / Anordnungen
- Verlauf der Pflege
- Geräte- und Systempflege

5. Die Rolle der gesetzlichen Krankenkassen

Die gesetzliche Krankenversicherung ist ein fester Bestandteil des deutschen Sozialversicherungssystems und Teil des deutschen Gesundheitssystems. Sie ist eine verpflichtende Versicherung für alle in Deutschland lebenden Personen und hat die Aufgabe die Leistungen aus dem Fünften Buch des Sozialgesetzbuches (SGB V) zu erfüllen. Der GKV-Spitzenverband, eine Körperschaft des öffentlichen Rechts und Interessenvertretung aller gesetzlichen Krankenkassen, übernimmt die Aufgaben der Krankenkassen in der gemeinsamen Selbstverwaltung[34]. Zusätzlich verfügt es über die Arbeitsgemeinschaft „Medizinischer Dienst der Spitzenverbände der Krankenkassen" (MDS), dessen Aufgabe hauptsächlich die Beratung der gesetzlichen Kranken- und Pflegekassen in medizinischen oder pflegefachlichen Grundsatzfragen ist. Das MDS unterhält den „Medizinischer Krankendienst" (MDK), auf dessen Aufgaben und Rolle ich später noch eingehe.

---

[33] vgl. Heinz R, S. (2010): CNE.Fortbildungen – Rechtliche Aspekte der Pflegedokumentation, unter: https://www.thieme.de/statics/dokumente/thieme/final/de/dokumente/tw_pflege/le4_110_1-schutz.pdf, vom 03.10.2017
[34] GKV Spitzenverband – Über uns, unter: https://www.gkv-spitzenverband.de/gkv_spitzenverband/gkv_spitzenverband.jsp, vom 03.10.2017

Im Folgenden werde ich grundsätzlich nur den Leistungsumfang der häuslichen Krankenpflege nach SGB V § 37 ff. berücksichtigen.

5.1. Die Zusammenarbeit zwischen Krankenkassen und Pflegediensten

Schon während dem Zulassungsprozess für ambulante Intensivpflegedienste beginnt die Kontaktaufnahme mit den Krankenkassen. Der Spitzenverband der GKV gibt eine Rahmenempfehlung[35] heraus, die das Anforderungsprofil eines ambulanten Intensivpflegedienstes beschreibt. Im vierten Gliederungspunkt habe ich personelle und organisatorische Faktoren dazu erörtert. Federführend dominiert in der Regel die AOK Gesundheitskasse die Verhandlungsgespräche in Anwesenheit anderer gesetzlicher Krankenkassen. Nach erfolgreichen Verhandlungen und Erfüllung der Voraussetzungen wird ein Vertrag zwischen den einzelnen gesetzlichen Krankenkassen und dem ambulanten Intensivpflegedienst gemäß §§ 132 und 132 a. Abs. 2 SGB V sowie die zur Erbringung von Leistungen nach §§ 198 und 199 RVO geschlossen.

Die Sicherstellung der Leistungserbringung anhand von Leistungsnachweisen, jährlichen MDK-Prüfungen im Auftrag der Kranken- oder Pflegekassen, die Informationsweitergabe über Veränderung des Gesundheitszustandes des Patienten sowie die Einsicht in die Pflegedokumentation beschreiben den intensiven Austausch zwischen Pflegedienste und Krankenkassen.

Das Ziel der Krankenkassen und Pflegedienste ist eine bedarfsgerechte und gleichmäßige Versorgung der Versicherten zu gewährleisten. Die Grundlage dazu ist eine ausreichende und zweckmäßige Versorgung, die sich an den individuellen Hilfebedarf des Versicherten richtet und das Maß des Notwendigen nicht überschreitet[36]. Das Verbleiben des Patienten unter Respektierung seiner Selbstversorgungskompetenz in seinem häuslichen Bereich ist zu berücksichtigen.

---

[35] Der GKV-Spitzenverband ist der Spitzenverband Bund der Krankenkassen gemäß § 217a SGB V; die Rahmenempfehlungen wurden unter Beteiligung der Verbände der Krankenkassen auf Bundesebene beraten – 2013, unter:
https://www.gkv-spitzenverband.de/media/dokumente/krankenversicherung_1/ambulante_leistungen/haeusliche_krankenpflege/Bundesrahmenempfehlungen_nach__132a_Abs_1_SGB_V_Fassung_10122013.pdf, vom 03.10.2017
[36] Vertrag gemäß § 132 a Abs. 2 SGBV, unter:
https://www.aok-gesundheitspartner.de/imperia/md/gpp/bln/pflege/hkp/bln_pflege_hkp_vertrag.pdf, vom 03.10.2017 2, § 2 Abs. 1

5.2. Kostenübernahme- und Abrechnung

Zu den Zulassungsverhandlungen finden Vergütungsvereinbarungen statt, in der Nachweise über tatsächlich Löhne und Transparenzvorgaben über das Qualifikationsausmaß der Mitarbeiter zu berücksichtigen sind[37]. Für die ausschließliche Behandlungspflege nach SGB V wird dabei ein Stundensatz festgelegt. Die anschließenden zu erbringenden Leistungen der Pflegedienste ergeben sich grundsätzlich nur aus ärztlichen Verordnungen, die Art, Umfang und Dauer der häuslichen Krankenpflege festhalten.

Nach Eingang der ärztlichen Verordnungen teilen die Krankenkassen eine Kostenzusage aus. In der Regel dauern die Kostenzusagen bis Ende des Jahres an und maximal für ein Jahr. Es werden anschließend neue Folgeverordnungen des Arztes ausgestellt um Kostenzusagen der Krankenkassen zu erhalten.

Wichtig ist, dass ein MDK-Gutachten nur über den Pflegegrad des Patienten entscheidet und, dass das Gutachten ausschließlich zur Gewährung von Leistungen für die Grundpflege nach SGB XI dient[38]. Die Abrechnung der Leistungen einer Behandlungspflege nach SGB V funktioniert wie folgt:

Die vierundzwanzigstündige häusliche Intensivpflege wird täglich mit dem ausgehandelten Stundensatz der Vergütungsvereinbarung multipliziert. Die Leistungen werden anhand einer ausgestellten Rechnung sowie einem Leistungsnachweis mit den jeweiligen Krankenkassen monatlich abgerechnet. Leistungsnachweise belegen dabei die Dienstzeiten des Pflegefachpersonales durch ein individuelles Handzeichen. Werden Dienste aufgrund von Krankenhausaufenthalten der Patienten nicht geleistet, sind diese in der Rechnung zu berücksichtigen und auf dem Leistungsnachweis zu vermerken.

Bei Vertragsbruch durch Betrug oder durch Nichterfüllung von Leistungen können Kostenzusagen entzogen werden, bereits gezahlte Rechnungen zurückgefordert sowie Strafzahlungen verlangt werden. Zusätzlich kann mit einem Anhörungsverfahren die Zulassung zur Leistung und Abrechnung von häuslicher Krankenpflege eines Pflegedienstes entzogen werden.[39]

---

[37] SGB V, § 132 a ff.
[38] SGB XII, § 61 b ff.
[39] Vertrag gemäß § 132 a Abs. 2 SGBV, unter:
https://www.aok-gesundheitspartner.de/imperia/md/gpp/bln/pflege/hkp/bln_pflege_hkp_vertrag.pdf,
vom 03.10.2017 2, § 20 Abs. 4

5.3. Prüfungsmechanismen der Krankenkassen

Vor, während und nach der Leistungserbringung verfügen die Krankenkassen über Kontroll- und Prüfungsmechanismen, um die häusliche Krankenpflege und seine Vereinbarungen zu untersuchen. Die Dokumentation umfasst deshalb eine Aufbewahrungsfrist von über 30 Jahren[40]. In den Zulassungsverhandlungen funktioniert die Prüfung der personellen Voraussetzungen wie folgt: Es werden neben Arbeitszeugnisse und Lebenslauf des Pflegepersonals auch amtlich beglaubigte Urkunden, Abschlüsse sowie ein polizeiliches Führungszeugnis im Original verlangt. Die Prüfung über die organisatorischen Strukturen findet über die Einsicht in das Qualitätshandbuch statt.

Nach der Zulassung findet jedes Jahr eine routinemäßige MDK-Prüfungen statt, die den Leistungserbringer hinsichtlich der Erfüllung sämtlicher vertraglicher Regelungen überprüft[41]. Bei der routinemäßigen Überprüfung wird der Pflegedienst ein Tag vorher per Fax kontaktiert. Zusätzlich können Prüfungen auf Verdacht bei Nichterfüllung vertraglicher Regelungen erfolgen, diese sind aber eine Woche vor Durchführung bekannt zu geben[42].

Die Grundlage einer MDK-Prüfung umfasst folgende Punkte:

• Übersicht aller eingesetzter Pflegekräfte und Ihre Qualifikationsnachweise
• Nachweise über Teilnahme an Fortbildungen
• Fallbezogene Pflegedokumentationen
• Ärztliche Verordnungen
• Leistungsnachweise
• Dienstpläne
• Abrechnungsprüfung
• Nachweise über Betriebs- und Berufshaftpflichtversicherungen

---

[40] Recht in der Pflege: „Aufbewahrungsfristen", unter:
https://pqsg.de/seiten/openpqsg/hintergrund-schongewusst-aufbewahrungsfristen.htm, vom 03.10.2017
[41] Vertrag gemäß § 132 a Abs. 2 SGBV, unter:
https://www.aok-gesundheitspartner.de/imperia/md/gpp/bln/pflege/hkp/bln_pflege_hkp_vertrag.pdf, vom 03.10.2017 2, § 22 Abs. 1
[42] Vertrag gemäß § 132 a Abs. 2 SGBV, unter:
https://www.aok-gesundheitspartner.de/imperia/md/gpp/bln/pflege/hkp/bln_pflege_hkp_vertrag.pdf, vom 03.10.2017 2, § 22 Abs. 2

Es lässt sich schlussfolgernd feststellen, dass die Zusammenarbeit zwischen den Krankenkassen und den Pflegediensten hauptsächlich nur die Kontrolle und Überprüfung der Vereinbarungen zum Vertrag nach §§ 132 und 132 a. Abs. 2 SGB V umfasst. Das eigentliche Ziel der häuslichen Krankenpflege und die individuellen Bedürfnisse der Patienten rückt dabei in den Hintergrund.

6. Herausforderungen

Die ambulante Intensivpflege muss sich unterschiedlichen Herausforderungen stellen. Ich werde nun die Problematik der Bürokratie, der Personalsituation und der Wirtschaftlichkeit eingehen, indem ich die Begriffe erkläre und anschließend Lösungsansätze zur Verbesserung der Situation nenne.

6.1. Bürokratie

Eine aktuelle Studie der Asklepios Kliniken Hamburg GmbH besagt, dass die Hälfte aller Pflegekräfte aufgrund von Stress häufig oder regelmäßig unter körperlichen Beschwerden leidet, ein Drittel sogar unter psychischen Symptomen[43]. Die Studie stellt fest, dass der Auslöser von Stress in der Bürokratie, in der Arbeitsverdichtung und in der umfangreichen Dokumentation liegt, für die oftmals nicht genug Zeit übrigbleibt. Gerade in ambulanten Pflegediensten belasten am Meisten Bürokratie und Dokumentation heißt es.

Dieser Umstand ist nicht neu und sollte bereits seit 2014 mittels einer „Entbürokratisierung" seitens des Bundesgesundheitsministeriums verbessert werden[44]. Ziel bleibt bis heute eine Entlastung und gleichzeitige Motivationssteigerung der Pflegekräfte durch eine schlanke Pflegedokumentation, die aber fachlichen Kriterien standhält und zeitgleich übersichtlich, praxistauglich und zeitschonend ist. Außerdem soll die Pflegedokumentation die Kompetenzen der Mitarbeiter stärken und nicht als zusätzlicher Belastungsfaktor im beruflichen Alltag gesehen werden. So soll letztendlich mehr Zeit für die direkte Pflege und Betreuung von hilfe- und pflegebedürftiger Menschen erreicht werden. Ein

---

[43] STB-WEB: Bürokratie macht krank – 2017, unter:
https://www.stb-web.de/news/article.php/id/12351, vom 04.10.2017
[44] Bundesministerium für Gesundheit: Entbürokratisierung in der Pflegedokumentation –
31.08.2016, unter:
https://www.bundesgesundheitsministerium.de/themen/pflege/entbuerokratisierung.html, vom
04.10.2017

ausgearbeitetes Konzept zur Veränderung der Pflegedokumentation (SIS) konnte bereits den Dokumentationsaufwand erheblich reduzieren, ohne fachliche Standards zu vernachlässigen und die Qualität zu gefährden oder haftungsrechtliche Risiken aufzuwerfen[45].

Trotz Fortschritte in der Entbürokratisierung, zeigt die aktuelle Umfrage, dass das Problem der Bürokratie nicht vollständig gelöst ist. Es bedarf meiner Auffassung nach neuer Ansätze, um das Problem der gefestigten Bürokratie zu lösen. Die Möglichkeit einer automatisierten Pflegedokumentation könnte dabei Aushilfe schaffen. Softguide, eine internationale Softwarefirma, bietet ein elektronisches Pflege-Management und Dokumentationssystem an, das Werte und Kennzahlen automatisch aus Beatmungs- oder Messgeräten dokumentiert und bewertet[46]. Um diesen Ansatz auf ambulante Pflegedienste zu übertragen, geht eine vertiefte Zusammenarbeit und Flexibilität zwischen Softwareentwicklern und Krankenkassen voraus.

6.2. Fachkräftemangel

Wie bekannt herrscht Fachkräftemangel von Pflegefachpersonals innerhalb der Gesundheitsbranche. Die Ursachen liegen nicht nur im demographischen Wandel, sondern vor allem aber auch in der Unzufriedenheit über die bestehenden Arbeitsbedingungen, im Attraktivitätsverlust des Berufs und auch in den gesundheitlichen Problemen[47]. Nicht selten erfahren Pflegekräfte geringe gesellschaftliche Wertschätzung, was zu einem niedrigen Status führt und negative Auswirkungen auf die Psyche der Menschen nehmen kann. Dieser Zustand äußert sich vor allem auch in der durchschnittlichen Vakanzzeit (nichtbesetze Arbeitsstellen), die bei Gesundheits- und Krankenpflegern 114 Tagen im Jahr erreichen. Die Relation Stellen zu Bewerbern für dieselbe Berufsgruppe liegt bei 100 zu 71[48]. Auch hier versucht das

---

[45] ProfSys: Strukturmodell SIS – Eine Erfolgsstory unter:
http://www.icsys.de/news/104/strukturmodell-sis--eine-erfolgsstory.html, vom 04.10.2017
[46] Softguide: PMDS Pflegemanagement- und Dokumentationssystem von S2 Version: 4.2, unter:
https://www.softguide.de/programm/pmds-pflege-management-und-dokumentationssystem, vom 04.10.2017
[47] Stemmer, R. (2014): Die Zukunft der Pflege - Herausforderungen und Reformkonzepte, unter:
http://www.stiftung-
marktwirtschaft.de/fileadmin/user_upload/Tagungsunterlagen/14_10_Pflege/Praesentation_Stemm
er_Pflegeversicherung_Stiftung_Marktwirtschaft_20141014.pdf, vom 04.10.2017
[48] Bundesagentur für Arbeit: Engpassanalyse – 2017, unter:
https://statistik.arbeitsagentur.de/Statischer-Content/Arbeitsmarktberichte/Fachkraeftebedarf-
Stellen/Fachkraefte/BA-FK-Engpassanalyse-2017-06-Abbildungen.pdf, vom 04.10.2017

Bundesgesundheitsministerium anhand von Maßnahmen die Ausgangsituation zu verbessern. Mit einer Kampagne für die Öffentlichkeitsarbeit und dem Ansatz „Mehr Personal für die Pflege – Gute Pflege braucht Zeit und Zuwendung"[49] wird durch Veränderung von Rahmenbedingungen der Pflegegesetzte, der Entlohnung und der Entbürokratisierung gegen den Fachkräftemangel gearbeitet. Aber auch hier kann erfahrungsgemäß mit keinem großen Durchbruch gerechnet werden.

Der technische Fortschritt wächst rasant an und gerade die Gesundheitsbranche kann davon profitieren. Heute schon werden Roboter in Japan zum Einsatz für die Pflege von Hilfebedürftigen eingesetzt[50]. Der von Fuji Soft entwickelte Roboter schafft es beispielsweise 365 Programme auszuführen. In Deutschland können die Roboter zumindest Pflegekräfte entlastet und dadurch die Arbeitsbedingungen für das Pflegepersonal verschönern. So können auch Routinearbeiten und Dokumentationen weggenommen werden, damit mehr Zeit für individuelle Wünsche und Ansprüche des Patienten bleiben. Für die ambulanten Pflegedienste eine kostspielige Investition (ca. 45.000,- €) doch hinsichtlich des flexiblen Einsatzes und langfristigen Kosteneinsparungen im Vergleich zu Pflegepersonal ein attraktives Arbeitsmodell. Im Jahr 2050 werden rund 4,5 Millionen Pflegebedürftige erwartet. Unter Berücksichtigung des demographischen Wandels und des schlechten Images des Pflegeberufs wird ohne den Einsatz von Robotern der Bedarf nicht gedeckt werden können[51].

6.3. Wirtschaftlichkeit

Abschließend möchte ich mich mit den Herausforderungen hinsichtlich der Wirtschaftlichkeit auseinandersetzen. Auch hier berücksichtige ich ausschließlich die ambulante Intensivpflege.

Trotz des kontinuierlichen Wachstums ambulanter Pflegedienste, kann die steigende Anzahl von Pflegebedürftigen nicht gedeckt werden. Unter diesen

---

[49] Bundesministerium für Gesundheit: Pflegefachkräftemangel – 11.09.2017, unter: https://www.bundesgesundheitsministerium.de/themen/pflege/pflegestaerkungsgesetze/pflegekraefte/pflegefachkraeftemangel.html, vom 04.10.2017
[50] Seitz, J. - Zukunftsinstitut: Senior Robots: Die Pflege-Maschinen, unter: https://www.zukunftsinstitut.de/artikel/technologie/senior-robots-die-pflege-maschinen/, vom 04.10.2017
[51] Dowideit, A. (2015): Roboter pflegen Alte billiger – und unmenschlicher, unter: https://www.welt.de/wirtschaft/article146124455/Roboter-pflegen-Alte-billiger-und-unmenschlicher.html, vom 04.10.2017

Umständen hat sich ein starker Wettbewerbsdruck entwickelt, der zu steigenden Löhnen für Pflegefachkräfte geführt hat. An sich eine Errungenschaft, doch hinsichtlich der Qualität der Pflege und dem steigenden Leistungsdruck der Mitarbeiter ist diese Entwicklung auch kritisch zu beurteilen[52]. Vergütungsvereinbarungen mit den Krankenkassen können nicht alle Jahre stattfinden und deshalb ist mit den vereinbarten Stundensätzen zu kalkulieren. Strafe Vorgabezeiten und eine effiziente Arbeitsorganisation müssen dann sichergestellt sein, um die Wirtschaftlichkeit zu bewahren. Der positive Motivationseffekt einer überdurchschnittlichen Vergütung verliert nicht selten an dieser Stelle sein Nutzen und eine allgemeine Unzufriedenheit macht sich bemerkbar. Unzufriedene Mitarbeiter hinterlassen auch in der Regel unzufriedene Patienten.

Kurzfristig gesehen bedarf es also an mehr Zeit und mehr Geld um die Wirtschaftlichkeit ambulanter Intensivpflegedienste zu verbessern. Ansätze wären regelmäßige und faire Vergütungsverhandlungen aber auch eine erfolgreiche Entbürokratisierung, um sowohl Mitarbeiter als auch Patienten zufrieden   zu   stellen.

Langfristig gesehen können aber nur technische Innovationen steigende Löhne und Zeitaufwand für die Pflege kompensieren. Technische und innovative Lösungsansätze habe ich bereits in den Themenbereich Bürokratie und Fachkräftemangel erläutert.

---

[52] Nagy, A.: Die Ambulante Pflege im Spannungsfeld von Wirtschaftlichkeit, Mitarbeiter- und Kundenbedürfnissen. Divergierende Anforderungen an Arbeitgeber, unter:
http://www.rosenbaum-nagy.de/beitraege-vortraege-details/die-ambulante-pflege-im-spannungsfeld-von-wirtschaftlichkeit-mitarbeiter-und-kundenbeduerfnissen.html, vom 05.10.2017

7. Fazit

In meiner Arbeit „Ambulante Intensivpflege in Deutschland und seine zukünftigen Herausforderungen" habe ich versucht aktuelle Zustände der ambulanten Intensivpflege zu erklären aber auch seine Herausforderungen zu erörtern und Lösungsansätze für die Zukunft vorzuschlagen.

Die Ergebnisse zeigen, dass mit der Anzahl pflegebedürftiger Menschen auch der ambulante Pflegemarkt steigt. Die ambulante Intensivpflege übernimmt dabei einen immer wichtigeren Teil der häuslichen Krankenpflege. Prognosen zeigen aber auf, dass der Bedarf von Patienten in Zukunft nicht nur durch menschliche Pflegekräfte gedeckt werden kann, denn der Fachkräftemangel wird auch in Zukunft ein andauerndes Problem bleiben.

Ferner muss die Zusammenarbeit zwischen den Krankenkassen und den ambulanten Intensivpflegediensten neu strukturiert werden. Die Krankenkassen dienen in der Regel nur noch als Kontrolleur oder Wächter vertraglicher Vereinbarungen und erschweren mit zeitaufwendigen Ansprüchen hinsichtlich der Dokumentation oder Bürokratie die Arbeit der Pflegekräfte von ambulanten Pflegediensten. Durch den daraus resultierenden Leistungsdruck der Mitarbeiter bleibt nicht genügend Zeit für die Pflege und individuellen Ansprüche der Patienten. Steigende Löhne für die Personalgewinnung führen zusätzlich aufgrund des starken Wettbewerbs und der Erhalt der Wirtschaftlichkeit zu Stress und Spannungen bei Pflegekräften. Sowohl Pflegekraft als auch Patient werden dabei in die Unzufriedenheit getrieben.

In technische Innovationen sehe ich ein grundlegendes Werkzeug, um Problemfelder der Bürokratie, des Fachkräftemangels und der Wirtschaftlichkeit zu verringern.

Schon heute arbeiten Software-Firmen aber auch Robotik-Unternehmen an Produkte, die die Gesundheitsbranche bereits prägen aber vor allem in Zukunft revolutionieren werden. Eine spannende Entwicklung, die mit der Zeit immer mehr an Bedeutung für das gesamte Arbeitsgebiet der Gesundheit gewinnen wird.

Literatur- und Quellenverzeichnis

Bücher

Berufsverband Deutscher Anästhesisten: Intermedia Care - Entwicklung, Definition, Ausstattung, Organisation und mögliche Lösungen, 5. Auflage, Nürnberg 2011

Bundesinstitut für Bevölkerungsforschung. Fakten- Trends- Ursachen- Erwartungen – 2. Auflage, Wiesbaden 2004

Fasshauer, S.: Die Folgen des demographischen Wandels für die gesetzliche Rentenversicherung, In: Kerschbaumer, Judith/ Schroeder, Wolfgang (Hrsg.): Sozialstaat und demografischer Wandel. Herausforderungen für Arbeitsmarkt und Sozialversicherung, 1. Auflage, Wiesbaden 2015

Kuzler, G.: Bibliothek der dritten Lebensphasen, 1. Auflage, Berlin/Boston 2014

Watson, R.: 50 Schlüsselideen der Zukunft. Demographischer Wandel, 1. Auflage, Berlin/Heidelberg 2014

Präsentationen

Schultz-Zehden, B.: Vorlesung 5 - Kuration+Rehabilitation – 01.11.2016, Folie 29

Zeitschriften

o.V.: Hamburger Abendblatt (02/2017): Wissen, Nr. 45, S. 20

Schwarz, K.: Kinderzahl der Frauen der Geburtsjahrgänge 1865-1955. In: Zeitschrift für Bevölkerungswissenschaft, 17. Jahrgang, Heft 1-2/1991, S. 149 - 157

Gesetze

SGB V, § 37

SGB V, § 39, Absatz 1a

SGB V, § 132 a

SGB XI, § 14, Absatz 1

SGB XII, § 61 b

Internetquellen

o.V.: AOK Gesundheitskasse - Vertrag gemäß § 132 a Abs. 2 SGBV, unter:
https://www.aok-
gesundheitspartner.de/imperia/md/gpp/bln/pflege/hkp/bln_pflege_hkp_vertrag.pdf
, Aufruf am 03.10.2017

Rothgang, H./ Iwansky, S./Müller, R. /Sauer, S./ Unger, R.: BARMER GEK
Pflegereport 2011, unter:
https://www.barmer.de/blob/36478/8f99f0162bf71f2da6f7c58652 7e61f/data/pdf-
pflegereport-2011.pdf, Aufruf am 28.09.2017

o.V.: bpa - Anforderungsprofil für die in der Intensivpflege tätigen Pflegedienste
2009, unter: http://dg-pw.de/wp-content/uploads/Positionspapier-bpa.pdf, Aufruf
am 29.09.2017

o.V.: Bundesagentur für Arbeit: Engpassanalyse – 2017, unter:
https://statistik.arbeitsagentur.de/Statischer-
Content/Arbeitsmarktberichte/Fachkraeftebedarf-Stellen/Fachkraefte/BA-FK-
Engpassanalyse-2017-06-Abbildungen.pdf, Aufruf am 04.10.2017

o.V.: Bundesinstitut für Bau-, Stadt- und Raumforschung, Bildung, Gesundheit,
Pflege - Auswirkungen des demographischen Wandelsauf die soziale
Infrastruktur – Bonn 2011, S. 3 unter:
http://www.bbsr.bund.de/BBSR/DE/Veroeffentlichungen/BerichteKompakt/2011/D
L_11_2011.p%20df?__blob=publicationFile&v=2%20, Aufruf am 15.09.2017

o.V.: Bundesministerium für Gesundheit: Entbürokratisierung in der
Pflegedokumentation – 31.08.2016, unter:
https://www.bundesgesundheitsministerium.de/themen/pflege/entbuerokratisieru
ng.html, Aufruf am 04.10.2017

o.V.: Bundesministerium für Gesundheit: Pflegefachkräftemangel – 11.09.2017,
unter:
https://www.bundesgesundheitsministerium.de/themen/pflege/pflegestaerkungsg
esetze/pflegekraefte/pflegefachkraeftemangel.html, Aufruf am 04.10.2017

Dowideit, A.: Roboter pflegen Alte billiger, – und unmenschlicher, 2015, unter:
https://www.welt.de/wirtschaft/article146124455/Roboter-pflegen-Alte-billiger-
und-unmenschlicher.html, Aufruf am 04.10.2017

o.V.: GKV - Der GKV-Spitzenverband ist der Spitzenverband Bund der
Krankenkassen gemäß § 217a SGB V; die Rahmenempfehlungen wurden unter
Beteiligung der Verbände der Krankenkassen auf Bundesebene beraten – 2013,
unter:
https://www.gkv-
spitzenverband.de/media/dokumente/krankenversicherung_1/ambulante_leistung
en/haeusliche_krankenpflege/Bundesrahmenempfehlungen_nach__132a_Abs_1
_SGB_V_Fassung_10122013.pdf, Aufruf am 03.10.2017

o.V.: GKV: GKV Spitzenverband – Über uns, unter:
https://www.gkv-spitzenverband.de/gkv_spitzenverband/gkv_spitzenverband.jsp,
Aufruf am 03.10.2017

Heinz R., S.: CNE.Fortbildungen – Rechtliche Aspekte der Pflegedokumentation - 2010, unter:
https://www.thieme.de/statics/dokumente/thieme/final/de/dokumente/tw_pflege/le 4_110_1-schutz.pdf, Aufruf am 03.10.2017

Karotsch D.: JETZT REDEN WIR! Senioren verlangen: Lebensqualität vor Pflegequalität im Heim., unter:
http://www.altenpflege- online.net/content/download/146814/2923158/file/jetzt-reden-wir-.pdf, Aufruf am 28.08.2017, S. 6 ff.

o.V.: MDS - Konzept zur Qualitätssicherungder Qualitätsprüfung 2016, unter:
https://www.mds-ev.de/fileadmin/dokumente/Publikationen/SPV/PV_Qualitaetspruefung/170731_V erfahrensanweisung_QSQP_2016.pdf, Aufruf am 03.10.2017

Nagy, A.: Die Ambulante Pflege im Spannungsfeld von Wirtschaftlichkeit, Mitarbeiter- und Kundenbedürfnissen. Divergierende Anforderungen an Arbeitgeber - 2017, unter:
http://www.rosenbaum-nagy.de/beitraege-vortraege-details/die-ambulante-pflege-im-spannungsfeld-von-wirtschaftlichkeit-mitarbeiter-und-kundenbeduerfnissen.html, Aufruf am 05.10.2017

o.V.: Neuer DNQP - Expertenstandard Entlassungsmanagement in der Pflege, Osnabrück - 2009, unter:
https://www.dnqp.de/fileadmin/HSOS/Homepages/DNQP/Dateien/Expertenstand ards/Entlassungsmanagement_in_der_Pflege/Entlassung_Akt_Auszug.pdf, Aufruf am 02.10.2017

o.V.: Pflege.de - Behandlungspflege - Definition und Leistungen im Überblick, unter:
https://www.pflege.de/altenpflege/behandlungspflege/ Aufruf am 03.10.2017

o.V.:Pflege.de- Grundpflege - Definition und Leistungen im Überblick, unter:
https://www.pflege.de/altenpflege/grundpflege/, Aufruf am 03.10.2017

o.V.: ProfSys: Strukturmodell SIS – Eine Erfolgsstory unter:
http://www.icsys.de/news/104/strukturmodell-sis--eine-erfolgsstory.html, Aufruf am 04.10.2017

o.V.: Recht in der Pflege: „Aufbewahrungsfristen", unter:
https://pqsg.de/seiten/openpqsg/hintergrund-schongewusst-aufbewahrungsfristen.htm, Aufruf am 03.10.2017

o.V.: Seitz, J. - Zukunftsinstitut: Senior Robots: Die Pflege-Maschinen, unter:
https://www.zukunftsinstitut.de/artikel/technologie/senior-robots-die-pflege-maschinen/, Aufruf am 04.10.2017

o.V.: Softguide: PMDS Pflegemanagement- und Dokumentationssystem von S2 Version: 4.2, unter:
https://www.softguide.de/programm/pmds-pflege-management-und-dokumentationssystem, Aufruf am 04.10.2017

o.V.: Statistisches Bundesamt 2017 – Pflege im Rahmen der Pflegeversicherung, Pflegestatistik Deutschlandergebnisse – Wiesbaden 2017 unter: https://www.destatis.de/DE/Publikationen/Thematisch/Gesundheit/Pflege/PflegeD eutschla ndergebnisse5224001139004.pdf?__blob=publicationFile, Aufruf am 28.09.2017

o.V.: STB-WEB: Bürokratie macht krank - 2017, unter: https://www.stb-web.de/news/article.php/id/12351, Aufruf am 04.10.2017

Stemmer, R.: Die Zukunft der Pflege - Herausforderungen und Reformkonzepte, unter: http://www.stiftung-marktwirtschaft.de/fileadmin/user_upload/Tagungsunterlagen/14_10_Pflege/Prae sentation_Stemmer_Pflegeversicherung_Stiftung_Marktwirtschaft_20141014.pdf, Aufruf am 04.10.2017

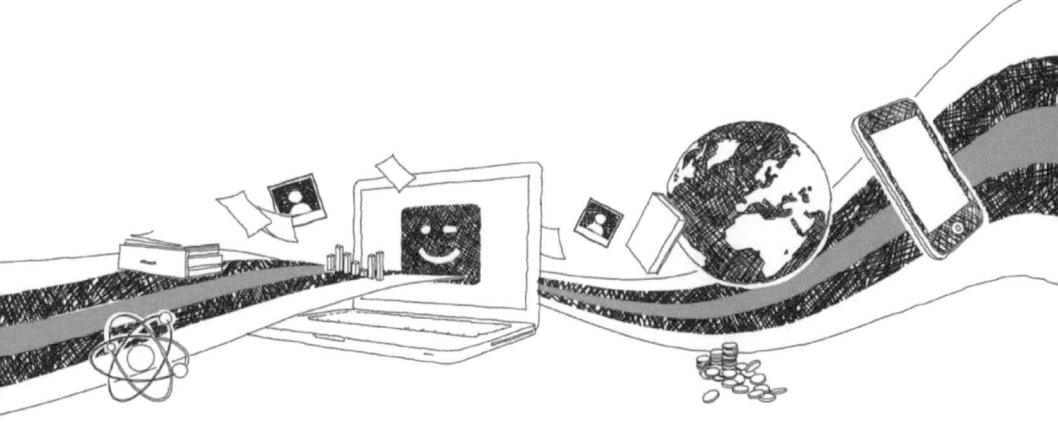
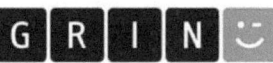